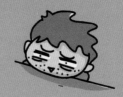

王福阳◎编著

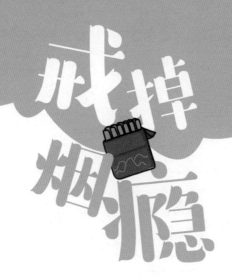

戒掉烟瘾

U0278483

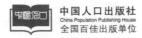

中国人口出版社
China Population Publishing House
全国百佳出版单位

图书在版编目（CIP）数据

戒掉烟瘾 / 王福阳编著. -- 北京：中国人口出版社，2020.5（2022.10重印）

ISBN 978-7-5101-7306-6

Ⅰ.①戒... Ⅱ.①王... Ⅲ.①戒烟–基本知识 Ⅳ.①R163.2

中国版本图书馆CIP数据核字（2020）第074530号

戒掉烟瘾
JIEDIAO YANYIN

王福阳 编著

责任编辑	张宏君	
装帧设计	李尘工作室	
责任印制	林 鑫	
出版发行	中国人口出版社	
印 刷	小森印刷（北京）有限公司	
开 本	880mm×1230mm	1/32
印 张	4.375	
字 数	50千字	
版 次	2020年5月第1版	
印 次	2022年10月第4次印刷	
书 号	ISBN 978-7-5101-7306-6	
定 价	20.00元	

网 址	www.rkcbs.com.cn
电子信箱	rkcbs@126.com
总编室电话	（010）83519392
发行部电话	（010）83510481
传 真	（010）83538190
地 址	北京市西城区广安门南街80号中加大厦
邮政编码	100054

健康科普出版专家委员会

刘兴荣　刘友良　卢元镇　陆　林　陆杰华
马　军　　马　骏　　马　辛　　马建中　马文军
马玉杰　缪剑影　倪　鑫　宁　光　彭希哲
祁德树　钱铭怡　钱晓波　乔　杰　乔志宏
屈卫东　瞿　佳　　瞿介明　单志艳　邵　兵
邵　薇　施小明　苏　旭　苏　杨　孙　新
孙殿军　孙全富　汤乃军　唐　芹　唐北沙
陶　潢　陶芳标　佟瑞鹏　童玉芬　汪卫东
王　辰　王　平　　王　生　王大庆　王大树
王福生　王广洲　王贵齐　王惠珊　王建业
王金南　王临虹　王宁利　王文瑞　王谢桐
王雪凝　王拥军　王争艳　魏玉山　温建龙
郏沧萍　郏堂春　吴　建　吴先萍　吴宜群
吴尊友　奚　桓　席　彪　肖诗鹰　熊　煌
徐　勇　徐东群　徐建国　徐文东　许培海
许樟荣　严卫星　杨　静　杨　柳　杨　汀
杨莉华　杨庆生　杨维中　杨文敏　杨雪冬
杨毅宁　杨月欣　姚　宏　姚　远　姚宏文
伊木清　於　方　于　康　于　欣　于金明
曾晓芃　翟振武　詹启敏　张　慧　张　敏
张　伟　张伯礼　张车伟　张华东　张建兵
张俊华　张澎田　张湘燕　张新卫　张许颖
张雁灵　张一民　赵　平　赵建华　赵旭东
钟南山　周敬滨　周敏茹　周念丽　周晓农
朱　军　朱大龙　朱凤才　祝士媛　祝小平

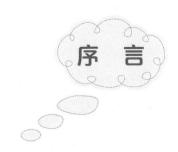

序　言

　　近年，随着世界卫生组织《烟草控制框架公约》在中国的推动和实施，控烟的呼声日益增强，戒烟的需求进入了控烟日程，有关控烟教育的漫画也不断涌现。控烟内容的漫画是画家用画笔支持控烟的直接表达。

　　戒烟很难，复吸却容易。虽然使用适当的药物可以减轻戒断症状，但是彻底戒断、不复吸，并帮助戒烟者克服心理障碍和纠正一些认识上的误区，显得特别重要——这也是我国临床戒烟中需要着重加强的一种干预手段。

　　为了让吸烟者更容易接受这些干预手段，作者采用漫画的形式，将戒烟的相关内容绘成62幅漫画，取名《戒掉烟瘾》。绘画是视觉艺术。采用视觉艺术表达戒烟这个普遍的主题，可以轻松跨越语言文字乃至民族、文化、政治、历史等不同背景带来的多重障碍。

　　作者对控烟有着饱满的热忱和社会责任感。他对

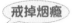

吸烟者的理解，对戒烟者的同情，使他尽量避免了说教式的宣传，并试图从心理学的角度解析为什么吸烟会上瘾？为什么戒烟这么难？并以自身如何陷入吸烟陷阱，又如何从心理上摆脱"心瘾"的切身感受，使作品更贴近了尝试戒烟者的心理难点。

《戒掉烟瘾》采用了大量漫画，大大增加了枯燥乏味戒烟教育的亲和力。漫画中的卡通形象很可爱，令人感觉不到对吸烟者的歧视，而是满满的关爱。本书的读者对象涵盖面广泛，不仅仅是广大民众和吸烟者，一切关心控烟工作的人士、专业控烟工作者、控烟政策的制定者和决策者都能从中受益。

作者细心地为漫画配上了简短的文字，有利于读者理解和厘清各种戒烟误区。

本书用了21幅漫画剖析了吸烟的真相，告诉人们吸烟绝不是一种简单的习惯，也不像"习惯"那样容易纠正。吸烟者的烟瘾除了生理上的尼古丁依赖，重要并常常被忽视的是心理的依赖（"心瘾"）。由于吸烟者往往受到旁人（父母、亲属、同伴等）、社会（烟草广告，文学、影视作品等），乃至自己的洗脑和暗示，误认为吸烟是一种享受，能减压，能缓解抑郁或无聊，甚至能集中注意力和增加勇气。作者特意从心理学的角度分析了吸烟者的内心感受和认识误区。吸烟是经过痛苦的"努力"才"学会"的，吸烟并不是一种需要，吸烟只是暂时缓解尼古丁戒断症状而已。作者用生动的比喻辨析了吸烟无法获得任何享受，只是先制造痛苦，然后部分缓解痛苦，并从而造成享受的假象。书中一语道破吸烟者与非吸烟者之间的区别：吸烟者只有通过吸烟才能达到非吸烟者的精神状态。吸烟并不能填补空虚，相反，吸烟才是造成空虚的罪魁祸首。

　　作者用了 41 幅漫画揭示了戒烟的难点是吸烟者对戒烟的恐惧，告诉读者戒烟为何那么难。吸烟者错误地认为戒烟意味着放弃很多东西。如何克服戒烟的恐惧？作者的解答是，吸烟者之所以感觉到戒烟后的痛苦，不是生理层面的疼痛，而是精神层面的自我折磨。摆脱烟瘾是一件无比美好的事情。作者深情地呼唤吸烟者要尽快考虑戒烟！书中还透过文字和画面，让读者了解毅力法戒烟以及减量法戒烟的弊端；戒烟过程会碰到的问题；复吸的原因；如何抵制尼古丁的诱惑、坚定戒烟的信心；戒烟为何会失败；戒烟过程的注意事项；等等。最后，还用十三条短语浓缩了如何断开内心与烟草的联系。这些写在纸条上、贴在显要处的戒烟理由，会成为吸烟者戒烟的动力，推动他们去追求真心想要的东西——自信心、自尊心和自由、快乐的生活。

总之，本书把复杂的吸烟、戒烟的心理学问题用深入浅出的文字和诙谐幽默的漫画表达出来，这在国内还是鲜见的。

《戒掉烟瘾》通过漫画集的形式，从心理上开展戒烟干预，是一次新的尝试。谨以此书抛砖引玉，期待更多、更全面、更系统、从心理学层面普及并深入传播戒烟干预知识的作品问世。

吴宜群

中国疾病预防控制中心研究员

2020 年 5 月

目　录

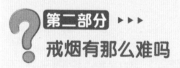

第二部分 ▶▶▶

戒烟有那么难吗

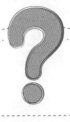

第一部分
吸烟的真相是什么

PART ONE

为什么要吸烟

烟草制品其实什么用处都没有。

但是，为什么要吸烟？

吸烟的原因是一种错觉和幻想，吸烟者被心理暗示和尼古丁戒断症状操纵了！

人们吸第一根烟时，味道很糟糕，于是放松了警惕，认为自己不会成为烟民。

从此被烟草迷惑，逐渐"学会"了吸烟。

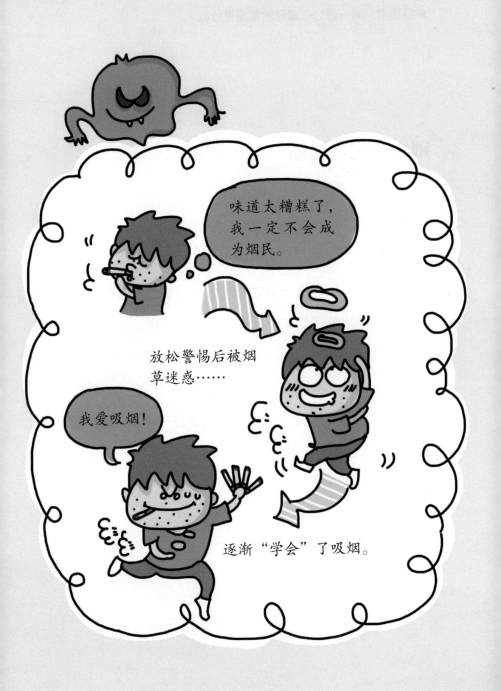

别把吸烟当习惯

很多人认为吸烟是一种习惯。

其他的习惯那么好改，为什么有害健康、浪费金钱、令人厌恶的吸烟习惯如此难改？

答案就是：生理上尼古丁成瘾。因为身体需要一定含量的尼古丁，心理上的空虚感渴求尼古丁的作用。

平常我们要改变一种习惯，只要注意改，总是不太难；但如果要戒烟，内心就会非常痛苦，而且常常失败。

别再把"习惯"当成吸烟的借口！

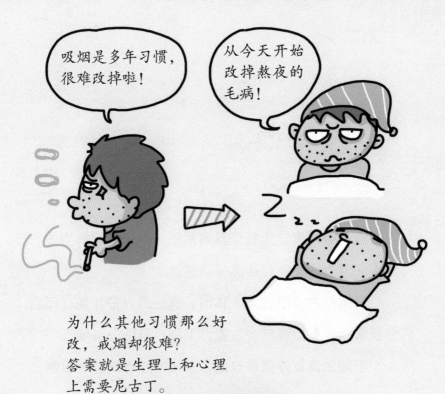

为什么其他习惯那么好改，戒烟却很难？答案就是生理上和心理上需要尼古丁。

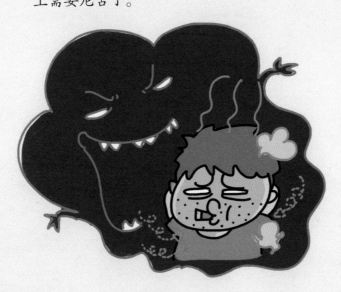

烟草是万能的吗

通常吸烟者认为吸烟具有放松、解压、缓解空虚、集中注意力、获得存在感等功能。

其实尼古丁刚进入人体时，有轻微兴奋作用，而后会使吸烟者有昏睡感、注意力下降、自信心下降。

吸烟的真正作用是对尼古丁戒断症状的暂时缓解。

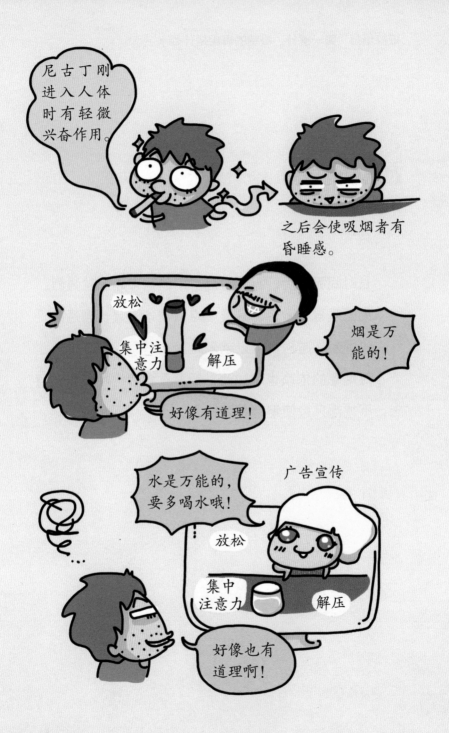

对烟草的依赖

长时间吸烟后，身体对尼古丁的需求越来越强烈。

如同吸毒，刚开始只要一点点就能满足，到后来，间隔时间越来越短，用量越来越大。

对烟草的依赖也是如此，烟草蚕食我们的身体和意志，不戒烟只会使烟瘾越来越大。

吸毒，刚开始只要一点点就能满足，到后来，间隔时间越来越短，用量越来越大。

吸烟也是如此。

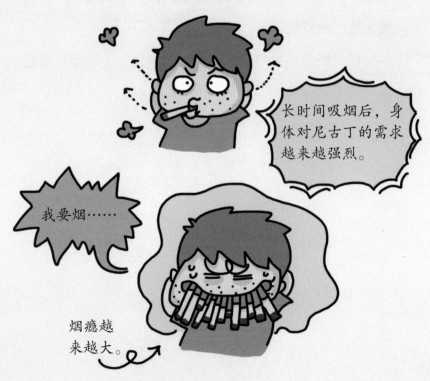

长时间吸烟后，身体对尼古丁的需求越来越强烈。

我要烟……

烟瘾越来越大。

人类需要尼古丁吗

人类经过上万年的进化，接触到有毒物质就会产生呕吐、腹泻、咳嗽等反应，很多人第一次吸烟会产生头晕、恶心的感觉。

但一些意志力"坚强"的人"学会"了吸烟，强迫自己的身体适应。

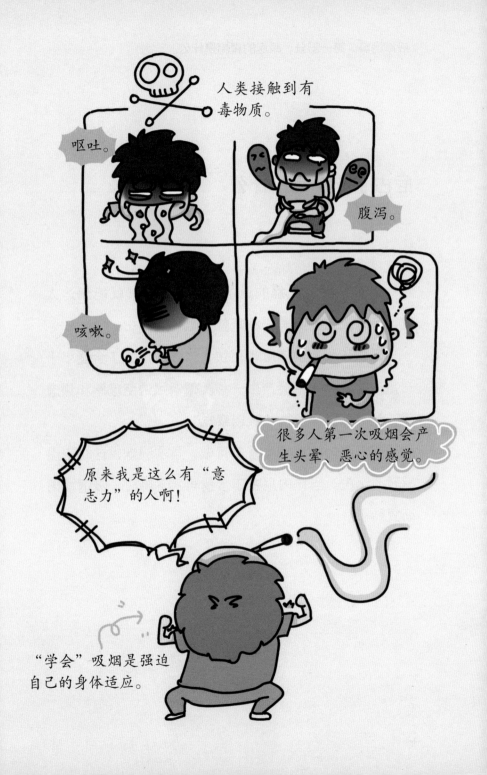

尼古丁的真相是什么

　　尼古丁使人上瘾的速度非常快，数秒就能到达大脑，有些人可能吸第一根烟就会上瘾。

　　尼古丁代谢的速度也很快，当体内尼古丁含量小于一定值时，内心就会产生一种类似饥渴的空虚感和焦虑感，这种感觉开始往往难以察觉。

　　吸烟者为了让手头有事可做，再次吸烟，这时空虚感暂时消失。当体内尼古丁含量再次下降时，吸烟就周而复始了。

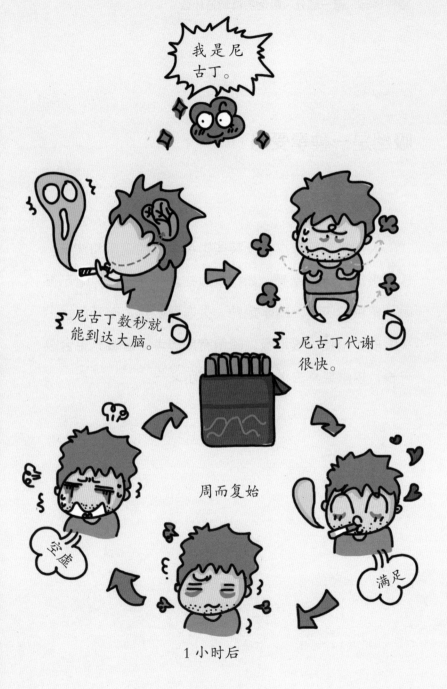

吸烟是一种享受吗

　　人们受到烟草广告及某些影视作品的暗示和洗脑，认为吸烟是一种享受，如把烟放在鼻子底下闻，暗示很香；招供前吸烟，暗示定神；失恋要吸烟，暗示解忧；决策前一根接一根地吸，暗示有助思考；患难兄弟合吸一根，以烟祭奠去世的兄弟，暗示义气。

把烟放在鼻子底下闻，暗示很香。

招供前吸烟，暗示定神。

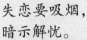

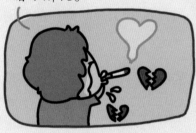

失恋要吸烟，暗示解忧。

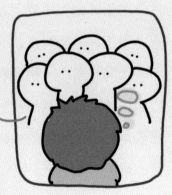

决策前一根接一根地吸，暗示有助思考。

患难兄弟合吸一根，以烟祭奠去世的兄弟，暗示义气。

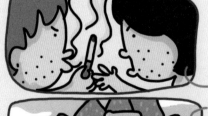

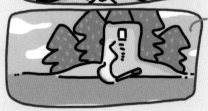

吸烟带来的"幸福感"只是尼古丁戒断症状的暂时缓解。

由于体内得不到尼古丁的持续补充，产生焦虑等反应，吸烟后能暂时得以缓解，所以误认为是享受。

如同穿着小一码的鞋走路，脚很疼，脱掉鞋子后很舒服。这种舒服是脚疼后的舒服，这与吸烟一样，烟民用吸烟补偿尼古丁的戒断带来的不舒服，远比不上非烟民心里的舒服状态。

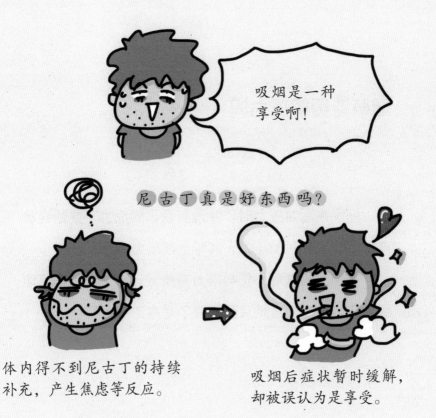

吸烟是一种
享受啊!

尼古丁真是好东西吗?

体内得不到尼古丁的持续
补充,产生焦虑等反应。

吸烟后症状暂时缓解,
却被误认为是享受。

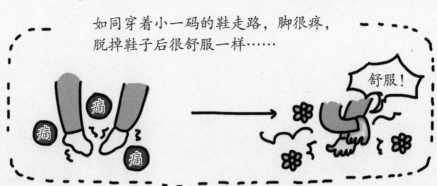

如同穿着小一码的鞋走路,脚很疼,
脱掉鞋子后很舒服一样……

痛 痛 痛 痛

舒服!

烟草能缓解压力吗

烟民在面对压力时，并没有意识到尼古丁戒断症状产生了焦虑的附加压力，实际上总压力上升了。

而烟民吸烟后，觉得压力有所减轻，误认为烟草能缓解压力，其实吸烟只是缓解了尼古丁戒断症状。

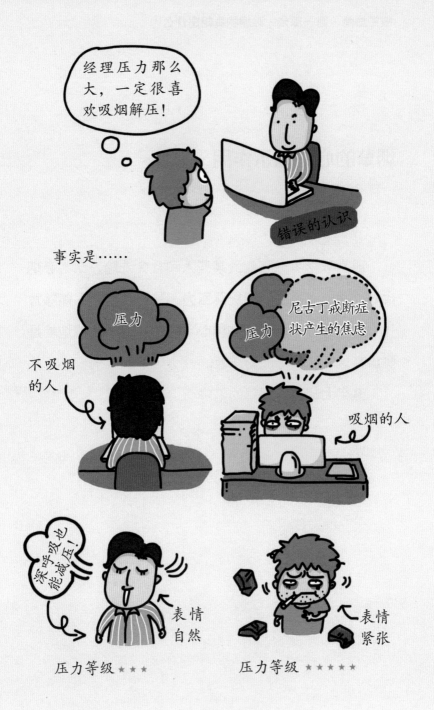

烟草的心理暗示作用

通常吸烟者一直在受某些人和社会洗脑，认为吸烟代表成熟、有风度，能缓解压力，是一种享受，能够放飞心灵，等等。接受了这种心理暗示，误认为戒烟就是要放弃这些"美好"的东西。

事实上却落入烟草的陷阱。

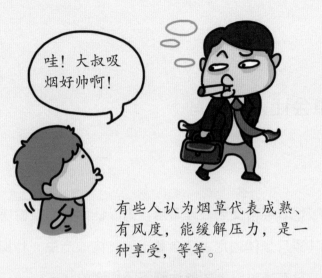

有些人认为烟草代表成熟、有风度，能缓解压力，是一种享受，等等。

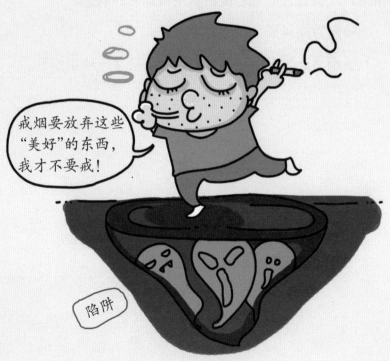

烟草会让人抑郁吗

吸烟者经常受到心理暗示，内心认为吸烟很愉快。

其实只是体内尼古丁含量下降，内心产生一种抑郁情绪，只有通过吸烟才能达到不吸烟者的状态。

吸烟时间越长，抑郁程度越高。

吸烟者通常是为达到健康者的心理状态使用烟草。

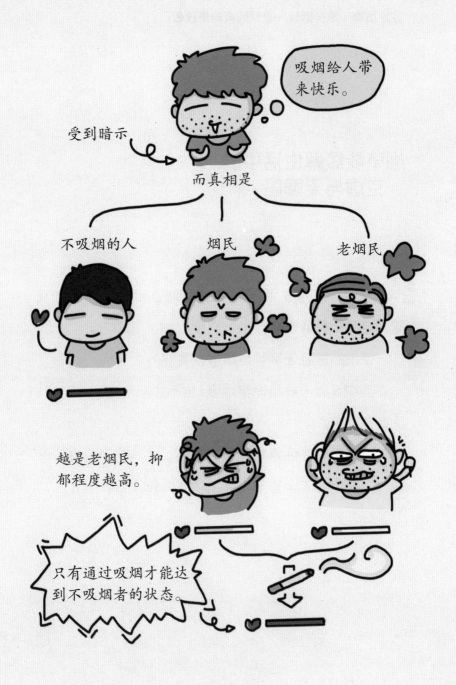

烟草能缓解生活中的 空虚与无聊吗

人们在日常生活中偶尔会感到百无聊赖与闲散寂寞，这时烟民通常会点上一根烟。

但仍然是百无聊赖与闲散寂寞。

其实就算一根接一根地吸，也不会感到生活的充实，反而更空虚。

通常只有在注意力分散的时候，才注意到空虚与无聊，体内尼古丁含量下降又把注意力转移到吸烟上。

人们在日常生活中偶尔
会感到空虚与无聊。

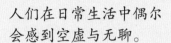

吸烟者通常会点
上一根香烟。

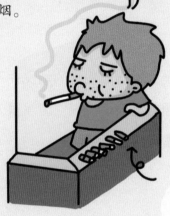

一根 接 一根
地吸，反而
更空虚。

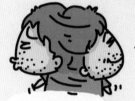

注意力分散。

由于体内尼古丁含
量下降又把注意力
转移到吸烟上。

电视上无聊的
人，就是这么
做的……

无聊吗，来
一根吧！

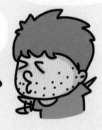

事实上一天吸两三包烟的烟民并不是更充实，如果观察他们，通常都表现得很空虚、很无聊，反而是那些不吸烟的人生活质量更好。

一天吸两三包的烟民
依然空虚无聊。

反而是那些不吸烟的
人生活质量更好。

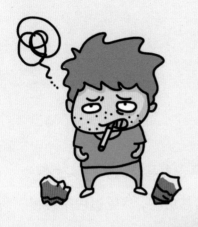

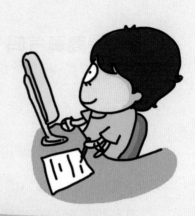

人们在空虚与无聊
的时候喝一杯水也
可能得以缓解。

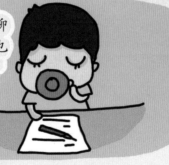

烟才能解决空虚，
都来买吧。

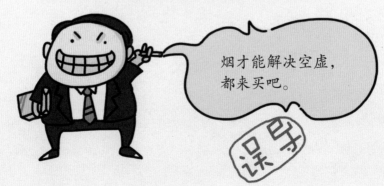

烟草能提高勇气吗

　　有些人认为烟草能提高意志力和勇气，事实上烟瘾越大，对意志力和勇气的蚕食越厉害，尽管过程很缓慢。

　　有些烟民明知在走路的时候不能吸烟，但因为烟瘾降低了意志力，就点上了一根。

　　有些烟民出差时总是担心口袋里的烟不够，担心烟没了无处购买，从而精神紧张。

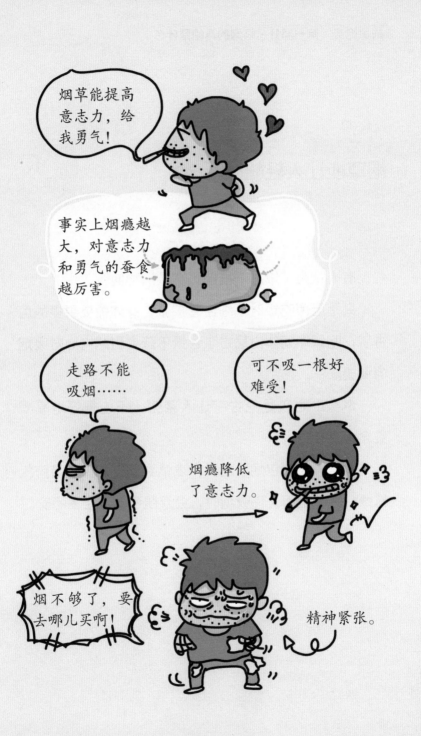

烟草能让人轻松吗

有人认为"饭后一根烟，赛过活神仙"。

只是因为吃饭时毛细血管扩张，身体需要更多的尼古丁，吃饭期间体内尼古丁含量下降会引起内心对吸烟的渴望。

事实上也正是尼古丁让人紧张，不能很好地享受美食。

通常一天两包烟的烟民，表情更紧张，更容易脾气暴躁。当环境不允许吸烟时，会双腿乱动、坐立不安。

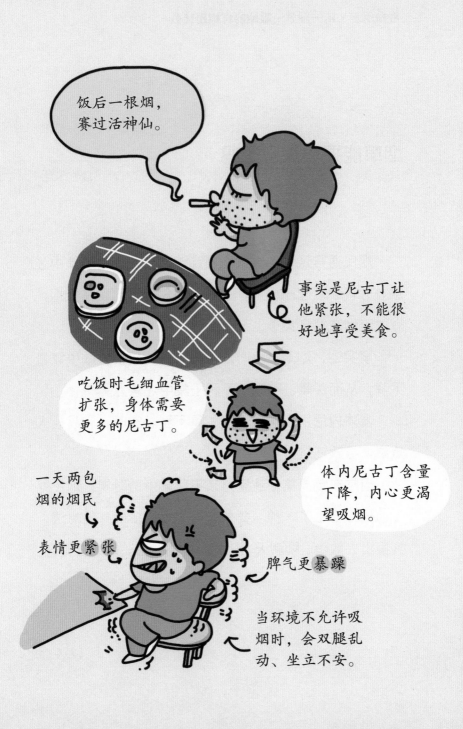

烟草能提高注意力吗

　　烟民通常误认为烟草能提高注意力，当需要集中注意力时，会点起一根烟，然后立即忽略自己正在吸烟，有时连烟灰掉到桌子上都不知道。

　　事实上，烟草燃烧时产生的一氧化碳使大脑供氧量下降，从而头晕、嗜睡，不利于集中注意力。

　　当体内尼古丁含量下降、得不到补充时，容易让人焦虑，导致注意力下降。

　　通常在需要集中注意力又不能集中的时候，烟民就会动摇，产生了一种"要是能有一根烟多好"的想法，其实出去散步、聊聊天，让大脑休息一下，效果会更好。

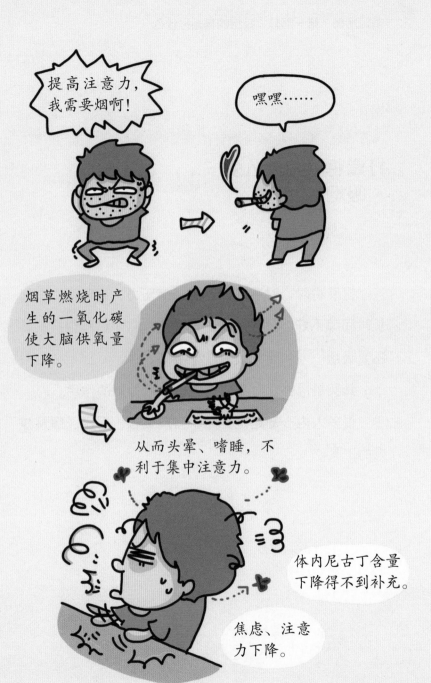

打麻将时为什么爱吸烟

打麻将时，对手拿到好牌，有压力，要吸烟；自己长时间牌不好，会很焦躁，要吸烟；整个过程很轻松，还要吸烟……从而导致大量地吸烟。

其实是尼古丁对身体先激动、后抑制的作用。

很多人内心却还是把烟草当成放松、解压、缓解焦虑的工具。

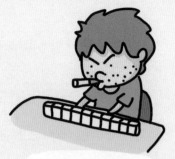

注意力很集中时。

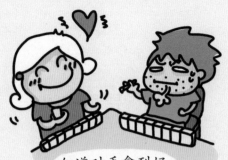

知道对手拿到好牌有压力时。

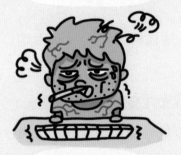

长时间牌不好焦躁时。

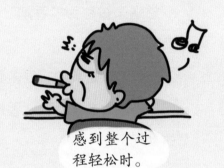

感到整个过程轻松时。

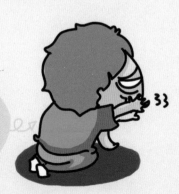

尼古丁对身体先激动、后抑制。

很多人还是把烟草当成放松、解压、缓解焦虑的工具。

"香烟"是香的吗

　　卷烟又被称为"香烟"，烟民的内心就会认为烟草真的是香的。

　　其实烟草是臭的，很多女性和儿童非常讨厌烟味。

　　只是因为总是重复"香烟"这个词，从而忽略了烟草的臭气。

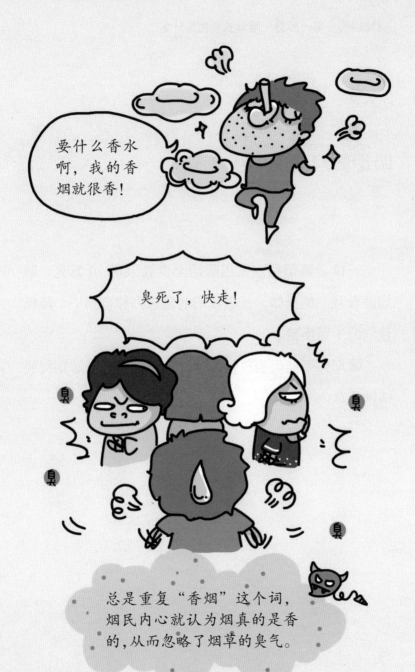

吸烟要浪费多少钱

一位普通烟民一生因吸烟至少要浪费 10 万元。吸烟蚕食我们的身体，摧毁我们的意志力和自信心，降低我们的生活质量。

吸烟并不能得到任何东西，只是为了达到非烟民的精神状态。

一位普通烟民一生至少要浪费 10 万元。

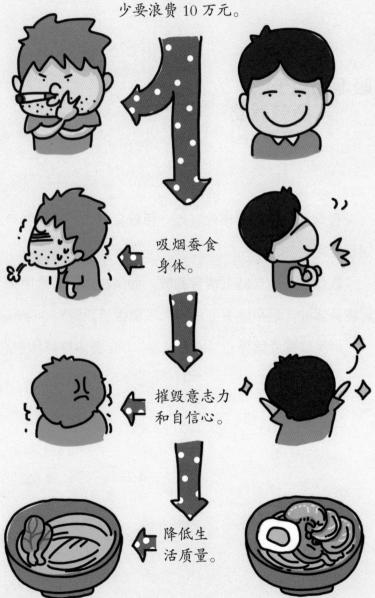

吸烟蚕食身体。

摧毁意志力和自信心。

降低生活质量。

吸烟相当于
    "疲劳驾驶"

　　吸烟是一个连续事件，点一根就会有下一根，并且烟瘾会逐渐加大。

　　就像在高速公路上疲劳驾驶。如果在人生旅途中天天疲劳驾驶，迟早会失去健康和幸福生活。

　　烟民需要立即停止"疲劳驾驶"，让身体好好休息。

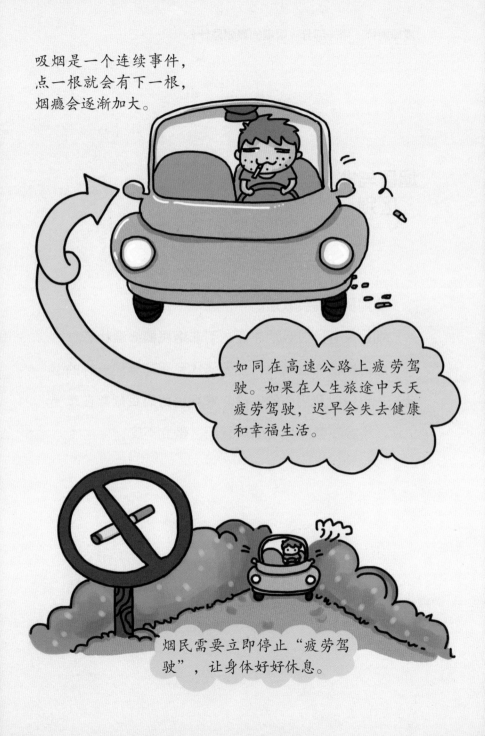

吸烟是一个连续事件，
点一根就会有下一根，
烟瘾会逐渐加大。

如同在高速公路上疲劳驾驶。如果在人生旅途中天天疲劳驾驶，迟早会失去健康和幸福生活。

烟民需要立即停止"疲劳驾驶"，让身体好好休息。

烟民与非烟民有什么区别

非烟民不需要吸烟。

烟民只有通过吸烟才能达到非烟民的心理状态。

烟民即使在吸烟时，也无法体会跟非烟民一样的感觉——自信以及内心的宁静。非烟民每时每刻都在享受生活，不会在禁烟场所心烦意乱、坐立不安！

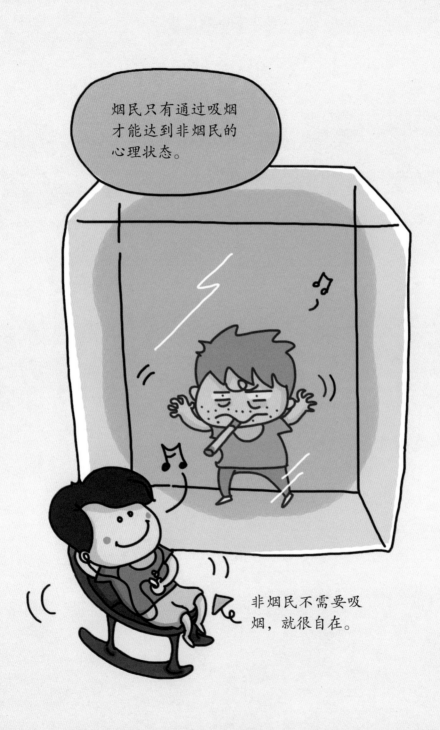

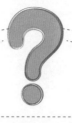

第二部分
戒烟有那么难吗

PART TWO

吸烟的感觉一点儿
也不好

　　所有的烟民都知道吸烟不好，但只是在吸烟时觉得

吸烟不好，没有烟时又忍不住去买。

　　吸烟时和吸烟后嘴里干燥、有异味，这种感觉很差。

肺部的窒息感也一样，都被我们有意无意地忽略了。

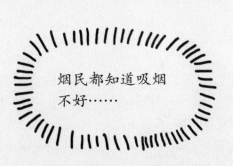

烟民都知道吸烟不好……

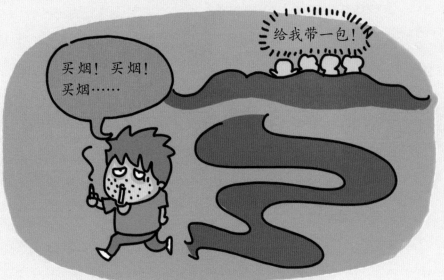

买烟！买烟！买烟……

给我带一包！

吸烟时和吸烟后

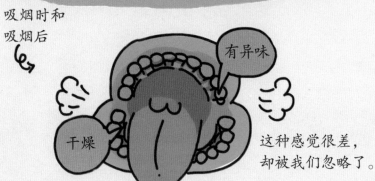

有异味

干燥

这种感觉很差，却被我们忽略了。

可以考虑戒烟了

假如有人问烟瘾严重的烟民，如果可以回到以前，你还会不会吸烟，他必然回答："不会！"

烟民总是在欺骗自己：我一定会戒烟，但过段时间再说。然后就把戒烟的事抛在脑后。

结果慢慢地在失望中怀疑自己的毅力，最终相信终生戒不掉烟瘾。

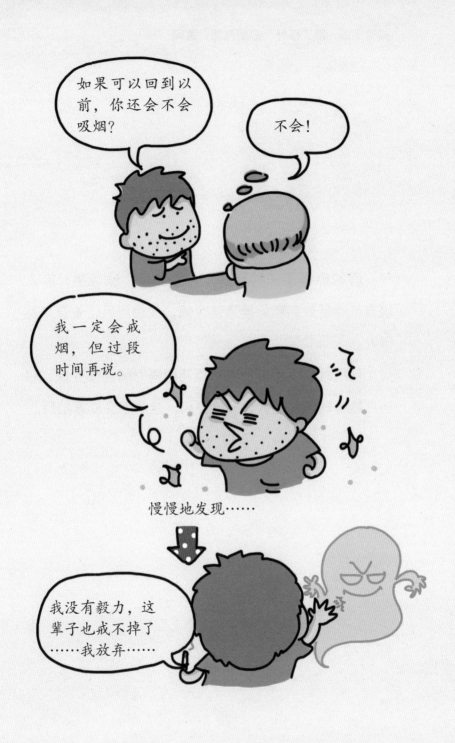

假如你得了一种怪病，每天头痛、喉咙痛，有人说有一种特效药刚好能治这个病，你使用后，效果果然很好。

但随着药量慢慢加大，用药间隔时间慢慢变短，服药只能暂时缓解症状，一旦停用，症状就会变本加厉。

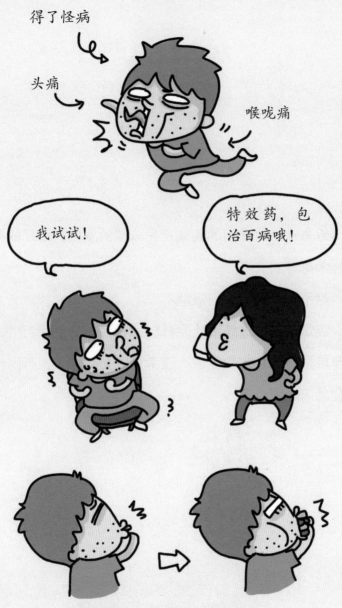

效果果然很好，但药量慢慢加大，
使用时间慢慢变短。

原来这是对使用的药物产生依赖的原因，治疗的办法是考虑停药。

这不免让人联想到吸烟。

吸烟是一个连续事件，身体会对尼古丁产生耐受性，从而增加对尼古丁的需求。该考虑停止吸烟了，否则烟瘾会越来越大。

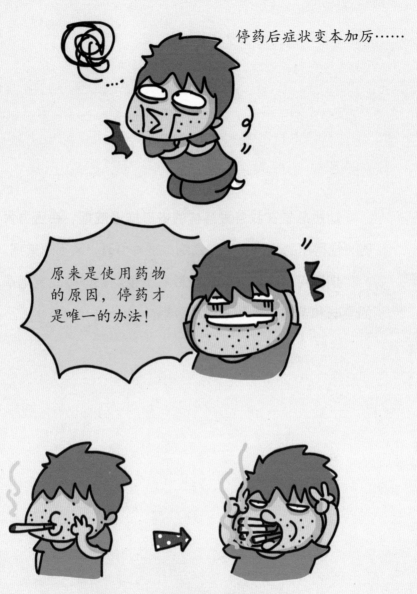

停药后症状变本加厉……

原来是使用药物的原因，停药才是唯一的办法！

吸烟是一个连续事件，该考虑停止吸烟了，否则烟瘾会越来越大。

烟民总是在找各种各样的借口推迟戒烟。在压力大时，觉得压力太大，不能戒烟；压力小时，又不想戒烟。

烟民可以在任何时候吸最后一根烟，仔细品尝烟草的臭味和苦味，之后永远不吸烟。

压力大时
不能戒烟。

压力小时
不想戒烟。

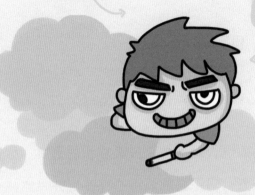

烟民总是在找各种各样
的借口推迟戒烟。

烟民可以在任何时候吸
最后一根烟，仔细品尝
烟草的臭味和苦味，之
后永远不吸烟。

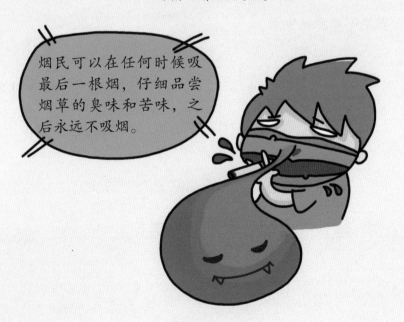

为什么烟民不想戒烟

　　因为恐惧，对尼古丁戒断症状的恐惧。尽管你意识不到这一点，却不表明恐惧不存在，并且你并不理解这种恐惧。

　　烟民害怕失去精神支柱，害怕不能缓解生活压力，害怕不能享受生活。

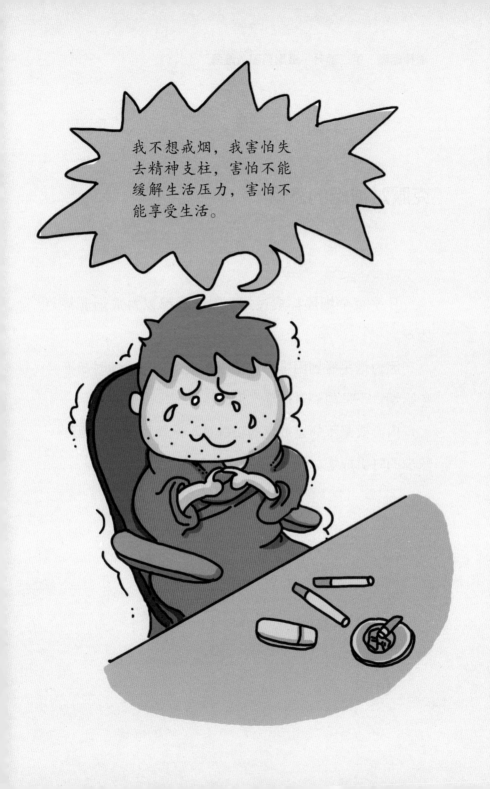

克服对戒烟的恐惧

几乎每个烟民都戒过烟，失败后都以为戒烟非常困难。

因为烟民碰到困难时习惯吸一根烟，可戒烟时却不能吸烟，于是内心对戒烟产生恐惧。

内心要毫不怀疑戒烟的正确性，选择社交聚会相对较少的时机戒烟。

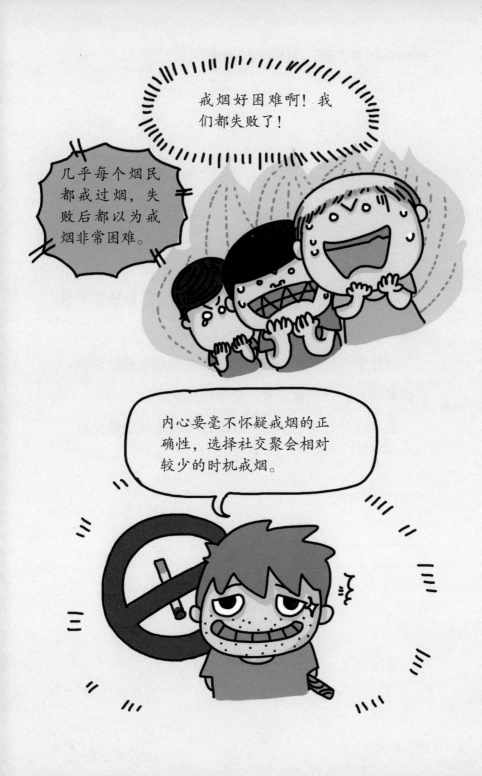

每个烟民都不希望自己的孩子吸烟，自己却不想戒烟。

这是因为烟民内心对戒烟过程中的困难感到恐惧，恐惧戒烟后生活质量下降，恐惧戒烟失败。

其实没什么可恐惧的，戒烟过程将是轻松愉快的。

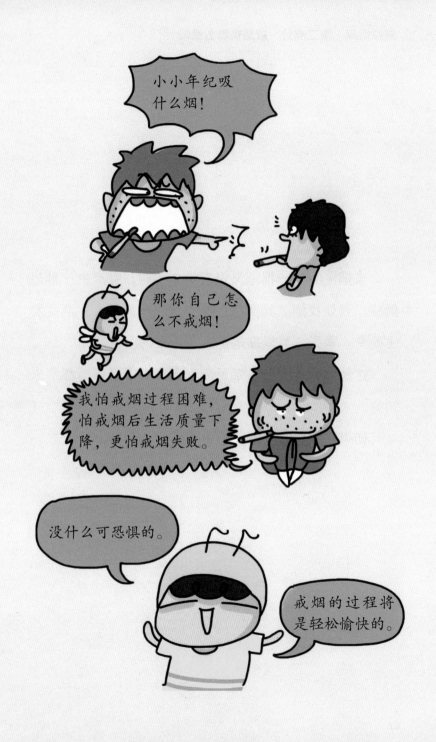

当烟民吸完一根烟又没有地方买时，会产生一种恐惧感，到处找烟。其实是烟民害怕没有烟草，生活会发生改变。紧张、恐惧感是尼古丁造成的。

这是一种人类的自然反应，人生中很多事情都是未知的。

如果意识到这一点，恐惧感将自动消失。

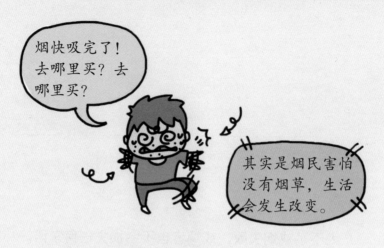

这是人类面对未知事物的自然反应。

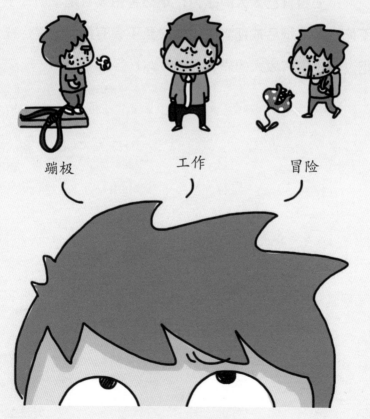

蹦极　　　工作　　　冒险

　　大不了戒烟失败，戒烟者也不会损失任何东西。

　　不要给自己太大的压力，不必害怕没有烟草的日子不能过，戒烟后戒烟者的生活质量不会有任何下降，戒烟过程也没有太大的痛苦。

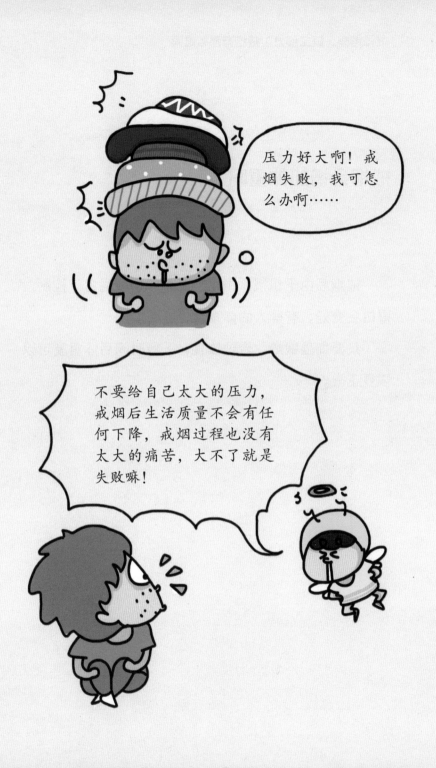

戒烟会增加体重吗

　　戒烟后由于饥饿，中枢神经系统摆脱尼古丁控制，胃口会变好，有些人的体重会轻度增加。

　　只要加强锻炼、合理饮食，一段时间后体重就可以恢复正常。

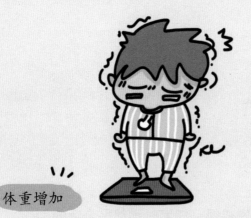

体重增加

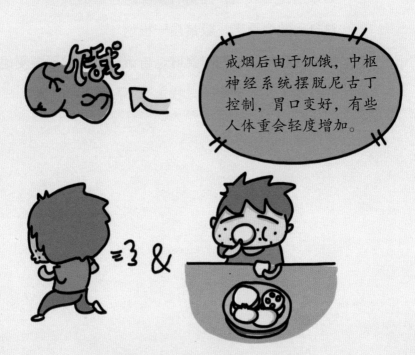

戒烟后由于饥饿，中枢神经系统摆脱尼古丁控制，胃口变好，有些人体重会轻度增加。

加强锻炼、合理饮食，一段时间后体重就可以恢复正常。

戒烟的仪式

如果烟民想戒烟，任何时候都是合适的。

对自己做个承诺，吸最后一根烟。

仔细品味烟草的糟糕臭味，告诉自己：我不再受尼古丁的控制了，我自由了，我永不怀疑戒烟的决定。

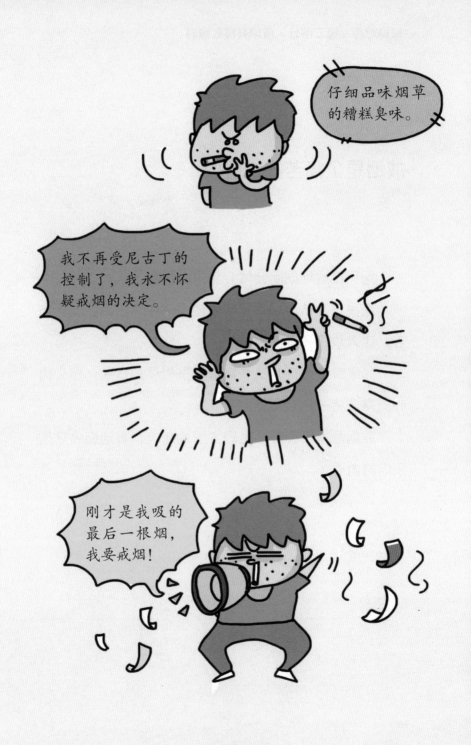

戒烟是个痛苦的过程吗

烟民在戒烟期间会体会到内心的痛苦。

烟民一直认为烟草能帮助他面对生活压力，减轻痛苦，让人放松和自信。

如果有方法证明这些痛苦都是错误的认知，那么内心的痛苦将一扫而光。

戒烟基本不会导致生理方面的痛苦，有烟瘾的只是我们的内心。

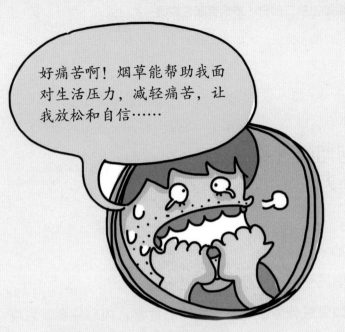

好痛苦啊！烟草能帮助我面对生活压力，减轻痛苦，让我放松和自信……

如果有方法证明这些痛苦都是错误的认知，那么内心的痛苦将一扫而光。

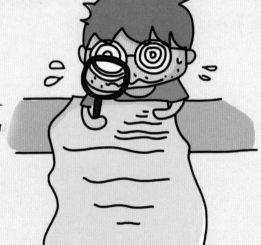

戒烟基本不会导致生理方面的痛苦。

戒烟期间不要给自己压力

烟民尽量不给自己压力。

如果过分突出烟草对身体的危害，内心就会认为戒烟是一种"损失"，是为了身体的健康放弃了"美味"的烟草。

事实上烟草并非"美味"，而且人类拥有自愈能力，能自我修复烟草带给我们的伤害。

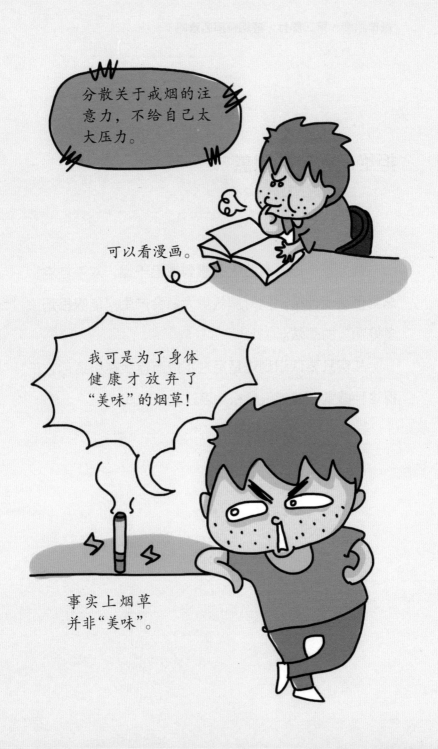

拒绝尼古丁的诱惑

　　戒烟第一周，有些人会感到嘴巴干燥，双手空空，总觉得缺点什么，同时脾气更大，会产生"能吸根烟该多好啊"的想法。

　　其实只要认识到这是尼古丁戒断症状在引诱你，正视这种感觉，就能很轻松地度过这段时间。

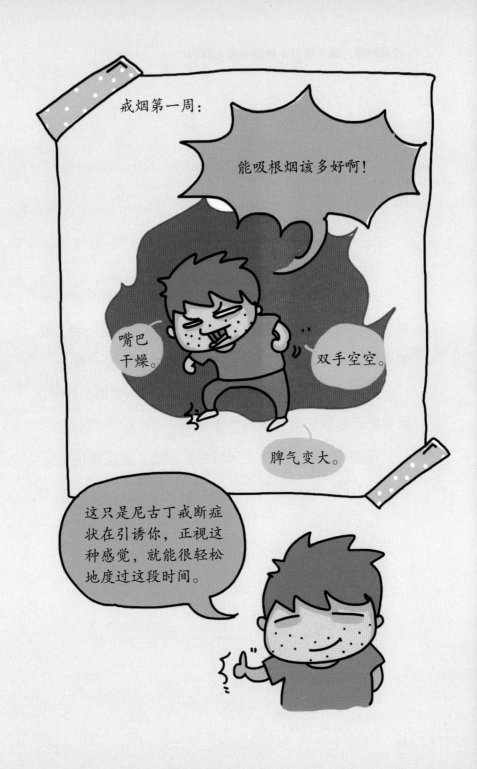

坚定戒烟的信心

　　戒烟期间，特别是在和朋友聚餐时，由于以前认为烟草能够减压和让人放松，"心魔"会让人产生一种"被剥夺感"，让人感到痛苦，不断引诱烟民再吸一根。

　　其实只要把这种感觉当成鼓励，认识到烟草的危害，就会坚定地认为自己戒烟是正确的。

　　戒烟的痛苦并不是生理层面的疼痛，而是精神层面的自我折磨。摆脱烟瘾是一件美好的事情。

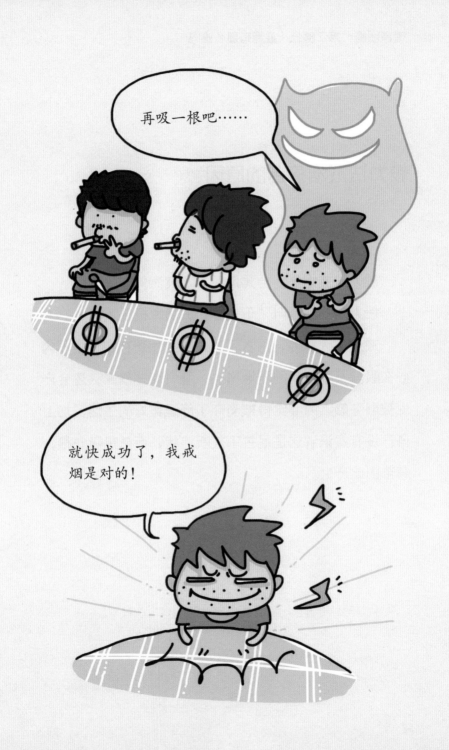

毅力法戒烟痛苦的原因

　　毅力法戒烟是完全凭借毅力，突然停止吸烟。

　　毅力法戒烟也叫"干戒"，成功率极低。

　　戒烟 7 天以内，尼古丁的戒断症状还存在，由于内心在吸与不吸之间剧烈地搏斗，脾气有些暴躁，还会产生被剥夺感，内心觉得被剥夺了舒适美好的生活，加上自己没有意识到这是尼古丁戒断症状，而总想吸一根，痛苦由此产生。

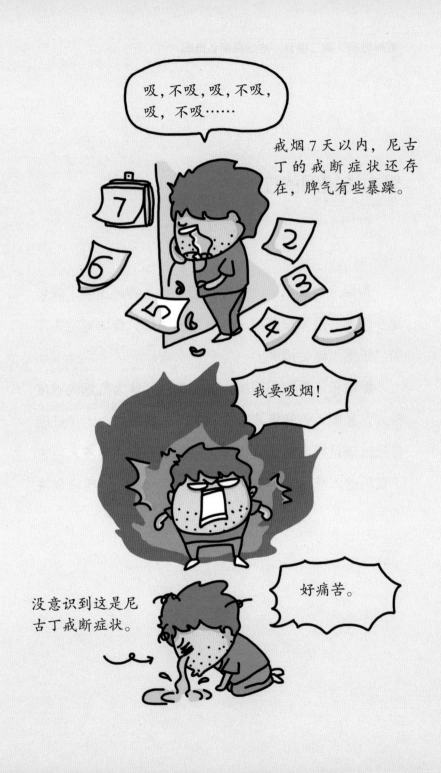

毅力法戒烟的注意事项

实际只需 7 天，大脑的细微结构（神经递质）就能逐步恢复。只要你坚持三个星期不吸烟，身体对尼古丁的"饥渴"就会消失。

但很多人看到周围的人戒烟失败，认为戒烟的难度极大，又由于不知道要戒多长时间才算成功，为了证明自己戒烟已经成功，往往再点一根烟来证明一下，尼古丁重新进入身体，内心又开始等待下一根烟，极容易戒烟失败。

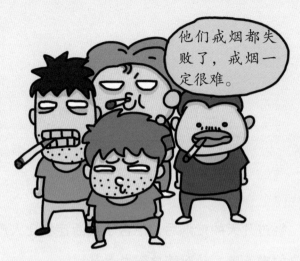

实际只需7天，大脑的细微结构（神经递质）就能逐步恢复。

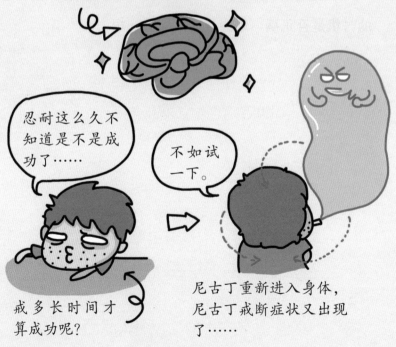

经过几天的戒烟后，尼古丁戒断症状让人产生难以察觉的虚无感，从而使总压力上升。

以前产生吸烟释放压力的认知会让人怀疑自己戒烟的时机是否正确，就会找借口再吸一根。

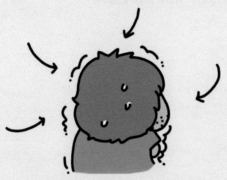

尼古丁戒断症状让人产生难以察觉
的虚无感，从而使总压力上升。

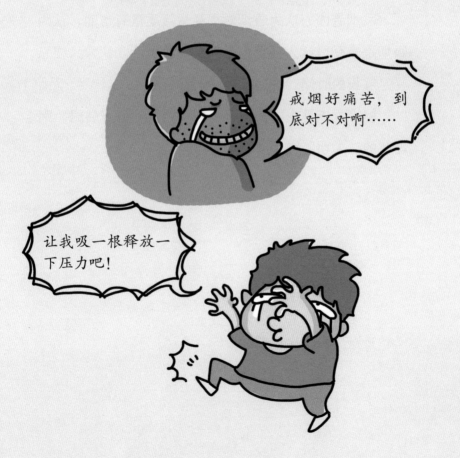

吸烟者内心认为吸烟对提高生活质量有帮助，认为吸烟是享受，认为戒烟是放弃美好的生活，认为只要忍受足够长的时间，烟瘾会最终消退。

但当戒烟理由，如健康、经济状况有所好转时，则理智的"大坝"容易出现裂痕。

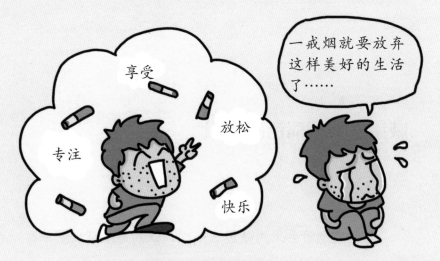

毅力法戒烟者内心认为吸烟对提高生活质量有帮助。

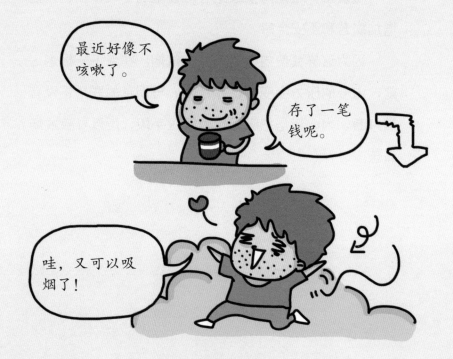

减量法戒烟痛苦的原因

　　有些戒烟者会采用减量法戒烟，认为逐渐减少烟草量会达到消除烟瘾的效果。

　　减量法并不能降低吸烟者对吸烟的心理依赖，只能增加痛苦和不安全感。

　　因为这样会使内心期待下一根烟。在点下一根烟之前，内心的压力会变大，并且内心与烟草的联系还没有被打断，内心还是把吸烟作为解压手段，所以导致戒烟痛苦。

第一天的量　　　第二天的量　　　第三天的量

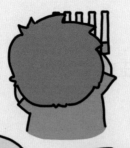

减量法戒烟
达不到戒除烟瘾的效果。

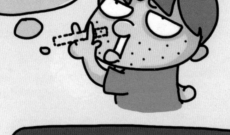

还有多久才能吸到下一根烟啊?

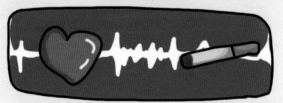

内心与烟草的联系还没有被打断,
仍旧把烟草作为解压手段。

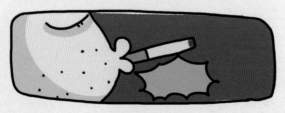

减量法戒烟的注意事项

减量法戒烟还会使内心期待每一根烟，以前是把饭后一根烟当成享受，现在变成吸每一根烟都是享受。

如果失败，将会严重打击戒烟者的自信心，从而越戒吸得越多。

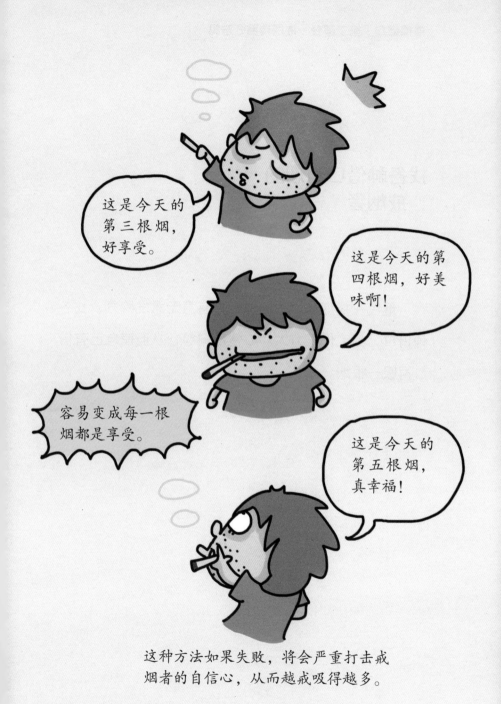

这种方法如果失败，将会严重打击戒烟者的自信心，从而越戒吸得越多。

找各种借口吸烟的
戒烟者

　　烟民在戒烟一段时间后，会有意无意发脾气，找各种借口，如工作压力大、心情郁闷等，从而使自己有借口再吸一根烟。

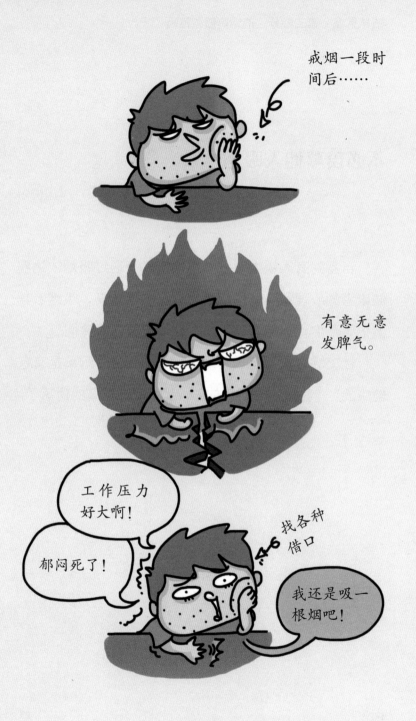

不必羡慕他人吸烟

当看到有人吸烟时，体恤他们只有通过吸烟才达到健康者的心理状态，你应该为自己戒烟自豪，吸烟者其实很羡慕你，你应该可怜他，他也需要你的怜悯。

社交场合看到有人吸烟时，只要记住"烟草是有害健康的""我戒烟是正确的"，就能抵御烟草的诱惑了。

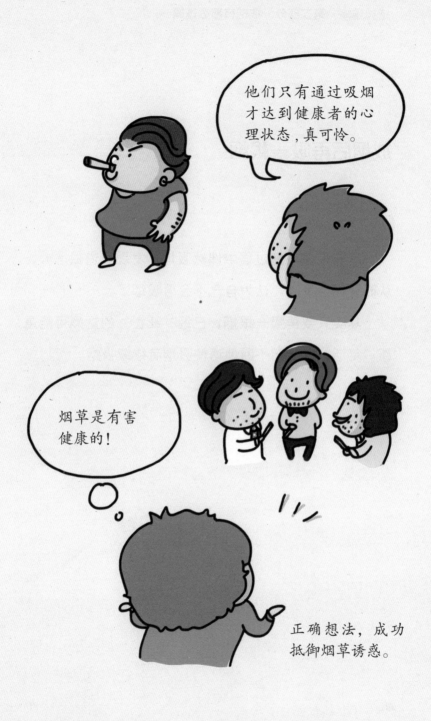

戒烟后再吸一根烟

　　有些人在戒烟过程中偶然吸烟，发现味道很恶心，从而警惕性下降，认为自己不会再吸烟了。

　　其实只要再吸一根烟，已经"死亡"的烟瘾可能重新"复活"，从而不断地诱使吸烟者继续吸烟。

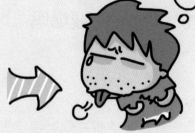

好恶心！一定不会再吸烟了。

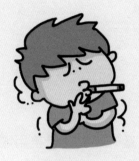

偶然吸烟。

只要再吸一根烟，已经"死亡"的烟瘾可能重新"复活"，从而不断地诱使吸烟者继续吸烟。

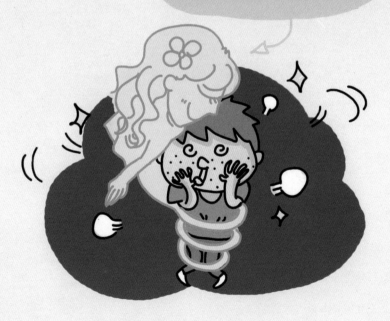

零食可以帮助戒烟吗

　　一些烟民准备戒烟时买了大量的零食，希望用零食缓解落寞感，让手头有点事情可做，这其实是一种妥协。

　　零食不能补充体内的尼古丁含量，并且会提醒烟民戒烟是一种牺牲，需要补偿。

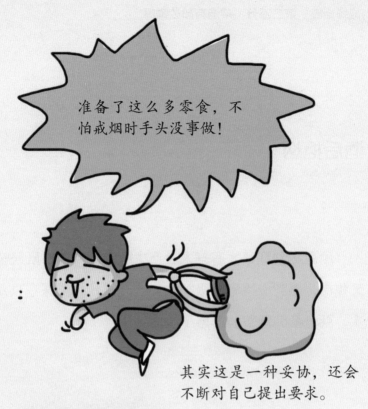

其实这是一种妥协，还会
不断对自己提出要求。

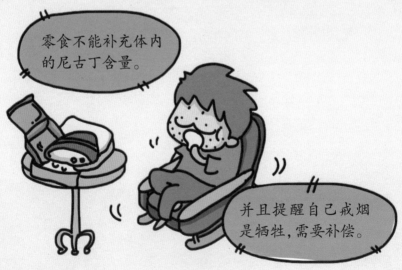

酒后拒烟

　　酒后看到烟草，有些人会产生吸烟的冲动：既兴奋又焦虑，感到心跳和呼吸加快，这时候，只要深呼吸几次，就能抵御烟草的诱惑了。

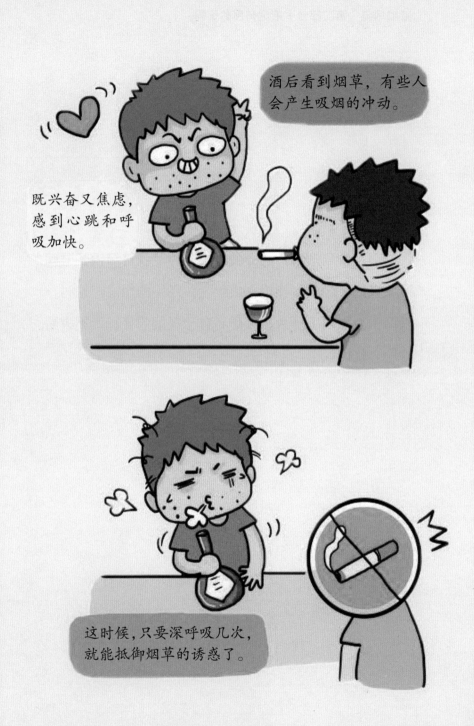

　　酒后看到烟草，内心会产生一种"我已经很长时间没有吸烟了，现在补偿一根也没关系"的想法。这时，只要不去想戒了多久，只想到自己戒烟的目标，不去看烟草，就可以了。

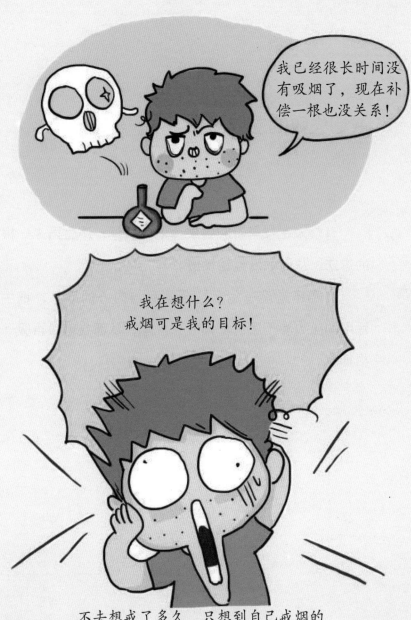

戒烟失败的主要原因

有些人在某些时候会羡慕他人吸烟，产生再来一根的想法，从而触发连锁反应。

其实还是没有完全打断烟草与内心的联系，把生活中的压力和不顺利都归罪于戒烟，从而找借口再吸一根烟。

烟瘾什么时候会消失

事实上，大约戒烟三周后，生理上的烟瘾会消失。但烟民的"心瘾"得慢慢去除，不会太快消退。

要在任何时候认为戒烟的决定是正确的,使内心"知道"烟瘾已经消失。

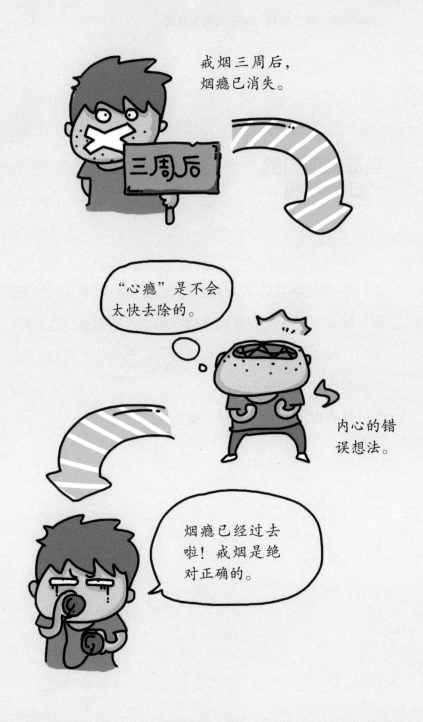

有戒烟成功的 "标志" 吗

有些戒烟者会认为只要熬过尼古丁生理上的戒断期，就会 "感受" 到戒烟成功；如果没有感受到这种所谓的 "标志" ，就会怀疑和失望，从而会产生再吸一根烟的想法，导致戒烟失败。

其实根本就没有这种所谓的 "标志" 。

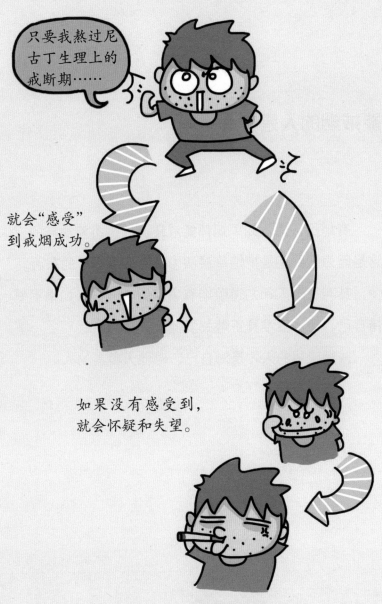

能戒烟的人是狠心人吗

有烟民认为，如果烟都能戒还有什么不能放弃的，这是因为烟民还是把烟草误认为是世界上最好的东西。

其实每个人都知道吸烟有害健康，一个人如果不爱惜自己，他也很难真正地关爱他人。

戒烟成功的人才是对自己、对他人负责的人。

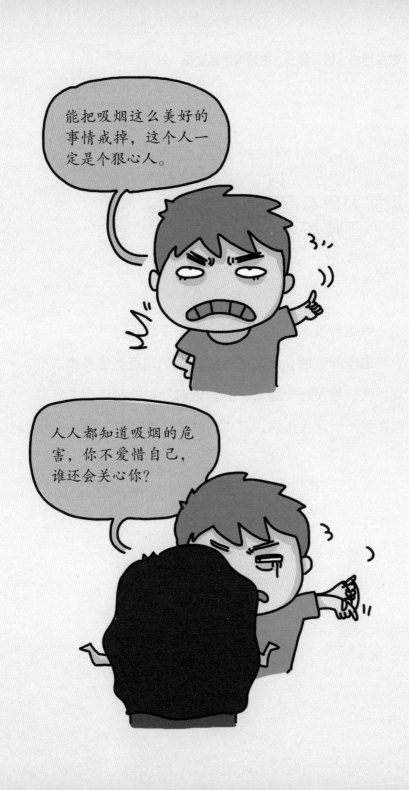

烟民为何不担心患
严重疾病

吸烟与罹患严重疾病之间有一段时间间隔。

由于肺气肿、肺癌的后果太可怕，每当这种想法出现，就被烟民赶出脑海，并告诉自己：这些疾病非常遥远，我不一定会得病，万一到时候早戒了呢。

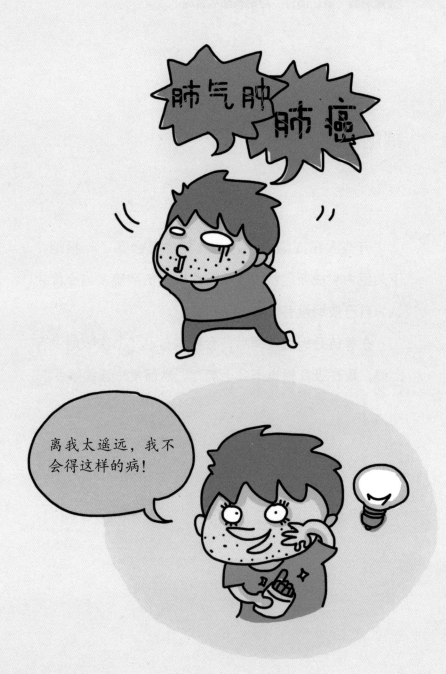

戒烟是如何失败的

有些人在戒烟之后，在偶然的场合吸了一根烟，不久尼古丁戒断症状出现，产生吸烟的欲望，内心就会认为自己戒烟没有成功。

在等待几天或几周后，会欺骗自己"上次吸烟没有上瘾，现在吸几根也不会上瘾"，从而发生连续事件。

戒烟之后，在偶然的
场合吸了一根烟。

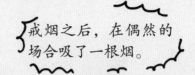

尼古丁戒断
症状出现。

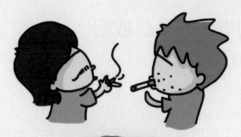

戒烟失败？

几天或几周后……

上次吸烟没有上
瘾，现在吸几根
也不会上瘾。

一触即发的
连续事件。

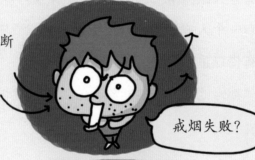

几位同事约好一起戒烟

有些人跟同事一起约好戒烟,有些同事没有准备好,一旦有一个人戒烟失败,那么大家都把责任推给他,大家就有借口重新吸烟。

"都怪他,如果他能熬得住,那么我也能。"

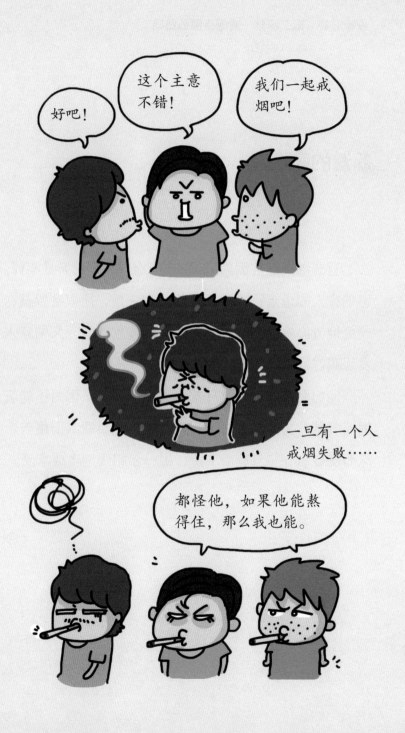

躲避的吸烟者

　　有些烟民往往因为家庭的压力而戒烟，但又戒不掉。害怕家人知道自己戒不了烟而产生失望，所以会躲藏在一个地方偷偷地吸烟，这样怕家人闻到烟味，又怕家人发现藏好的香烟和打火机。

　　他们面临的两种选择都十分糟糕：要么因为不能吸烟而痛苦，要么因为吸烟影响他人产生负罪感而痛苦，从而使自信心和自尊心下降，进一步把吸烟当成享受。

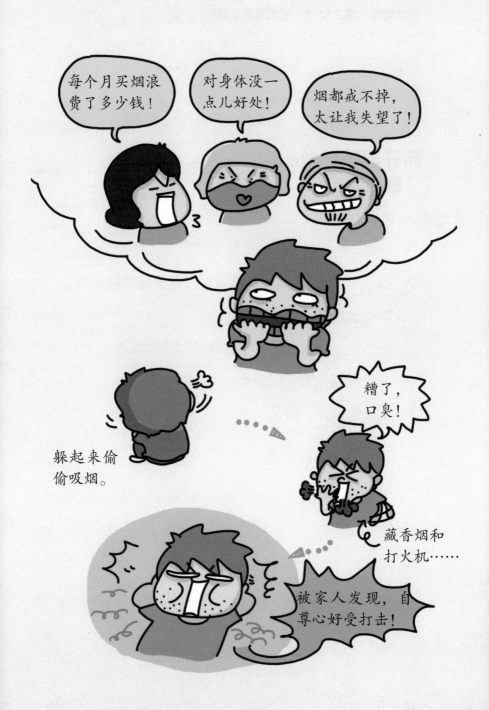

断开烟草与内心的联系

请手写，把纸条贴在卧室或餐厅每天看得到的地方，每天早晚读出声：

一、吸烟让我紧张、让我痛苦、让我烦躁；

二、吸烟没有任何好处；

三、烟草是"毒品"。

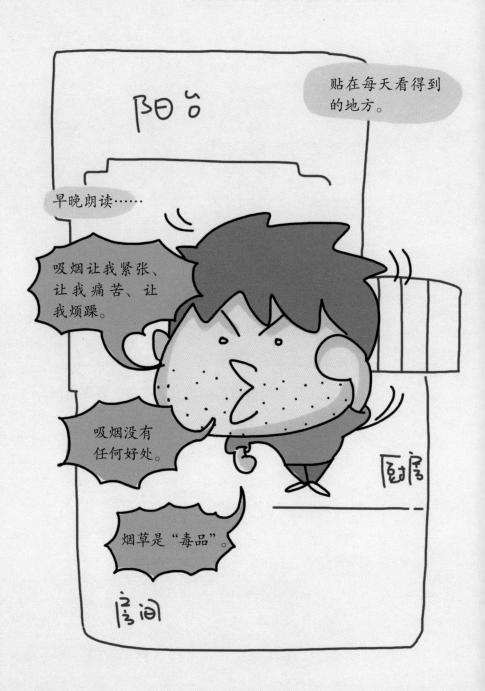

请手写，把纸条贴在卧室或餐厅每天看得到的地方，每天早晚读出声：

一、尼古丁戒断症状非常轻微；

二、戒烟根本没有放弃什么；

三、戒烟让我摆脱被奴役的感觉，戒烟使我更自信。

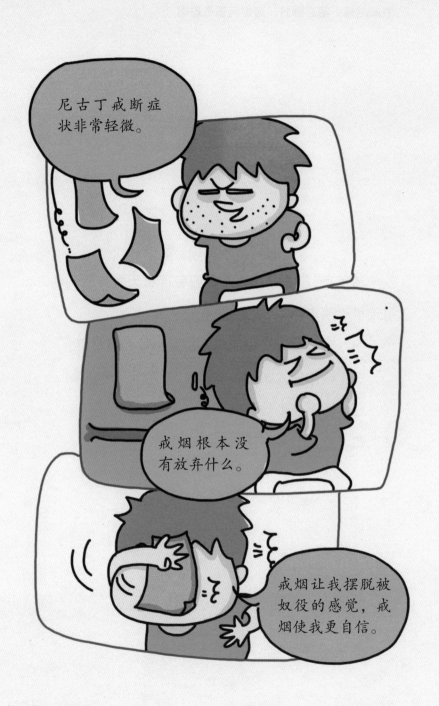

请手写，把纸条贴在卧室或餐厅每天看得到的地方，每天早晚读出声：

一、吸烟使人牙齿焦黑，口腔不适，有口臭；

二、吸烟使人咳嗽，容易患肺部和心脏疾病；

三、我不羡慕他人吸烟；

四、我不需要吸烟。

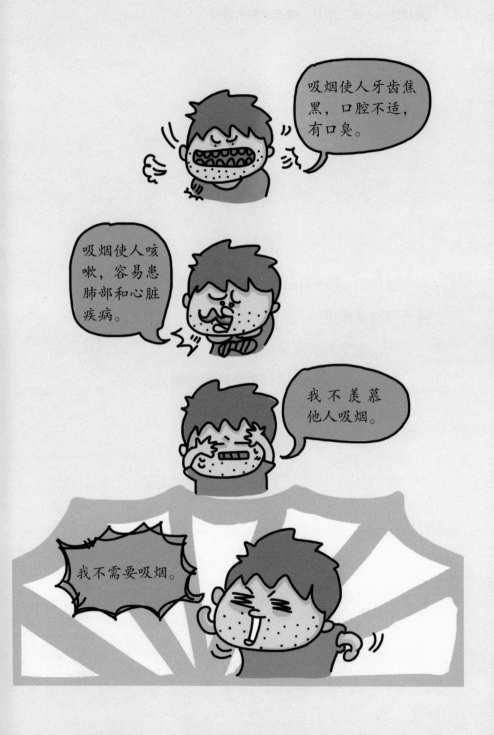

请手写，把纸条贴在卧室或餐厅每天看得到的地方，

每天早晚读出声：

一、戒烟的决定是正确的；

二、我在任何时候都不会再吸一根烟；

三、我是一位非烟民，我很高兴。

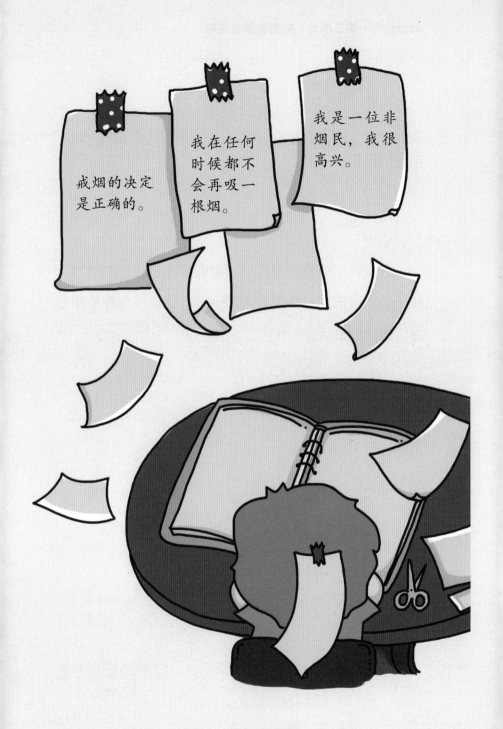

戒掉烟瘾

这些写在纸条上的戒烟理由会成为你戒烟的动力，推动你去追求真心想要的东西——自信心、自尊心和自由、快乐的生活。

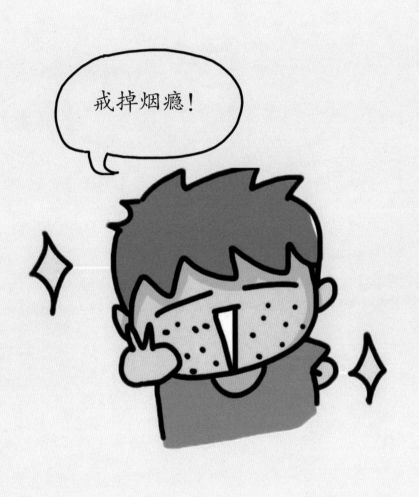